$$\mathrm{Te}\ \frac{124}{53}$$

OPÉRATION CÉSARIENNE.

OPÉRATION CÉSARIENNE

PRATIQUÉE AVEC SUCCÈS

DANS UN CAS DE GROSSESSE DANS UN UTÉRUS BICORNE

VINGT ET UN MOIS

APRÈS LA MORT D'UN FŒTUS AU SEPTIÈME MOIS

PAR

E. KOEBERLÉ

PROFESSEUR AGRÉGÉ A LA FACULTÉ DE MÉDECINE DE STRASBOURG.

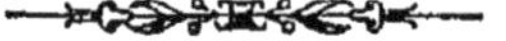

STRASBOURG

TYPOGRAPHIE DE G. SILBERMANN.

1866.

OPÉRATION CÉSARIENNE

DANS UN CAS DE GROSSESSE DANS UN UTÉRUS BICORNE

APRÈS LA MORT D'UN FŒTUS AU SEPTIÈME MOIS.

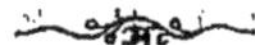

Mme F..., de Burbach (Bas-Rhin), est âgée de 29 ans. Mariée depuis huit à neuf ans, elle a fait une fausse couche au 4e mois dans le courant de la première année du mariage. Elle s'est toujours bien portée et a été menstruée d'une manière régulière jusqu'en 1863. A partir du mois d'avril de cette année les règles ont manqué. Le gonflement des seins qui survint en même temps et divers autres symptômes firent croire à une grossesse. Les cinq premiers mois il n'y eut rien de remarquable à noter. Augmentation progressive du volume du ventre; un peu de leucorrhée par intervalles. Au mois d'août, perception des mouvements actifs du fœtus. Au mois d'octobre, il survint un peu d'écoulement sanguin par les parties génitales et la tension du ventre diminua. Depuis le commencement du mois de novembre les mouvements du fœtus n'ont plus été perçus. Le 15 décembre il y eut des contractions utérines accompagnées d'une perte de sang considérable, mais le col ne se dilata point. Tous les prodromes de l'accouchement se dissipèrent. On avait constaté un bruit de souffle, mais jamais de battements redoublés ni de ballottement. L'abdomen renfermait une tumeur de forme globuleuse sans la moindre bosselure, qui était

*

placée au milieu du ventre et qui donnait lieu à une fluctuation douteuse. L'appétit et le sommeil, que la malade avait perdus, revinrent peu à peu. Le 9 mars 1864 il survint de nouvelles contractions utérines, accompagnées de douleurs de reins, auxquelles succédèrent pendant quatre semaines des douleurs très-vives dans la cuisse et dans la jambe du côté droit. La malade était alors assez amaigrie; elle avait de nouveau perdu l'appétit et le sommeil. Le pouls était à 120 à 130 pulsations. La grossesse se prolongeant et le col utérin restant dur, conique, fermé, on conçut de vives inquiétudes et l'on pensa qu'il pouvait bien y avoir eu une méprise et que la malade pouvait être affectée d'une maladie de la matrice ou des ovaires etc.

Appelé en consultation sur ces entrefaites par M. le docteur Steinbrenner[1], nous examinâmes avec soin la malade, sans prévention, mais, toutefois, en portant spécialement notre attention du côté des symptômes d'une grossesse.

Le ventre avait une circonférence de 92 centimètres. La tumeur qu'il renfermait avait environ 22 à 23 centimètres de diamètre. Cette tumeur était parfaitement arrondie et se prolongeait jusque dans l'excavation pelvienne, qu'elle remplissait du côté droit. Elle était libre d'adhérence sous la paroi abdominale, indolente à la pression. Elle paraissait formée par une poche très-distendue, qui renfermait un liquide et une partie solide de consistance variable. La fluctuation n'était distincte qu'en certains points : en y déprimant la paroi abdominale, on arrivait sur une partie mollasse de forme irrégulière, mais la tension de la tumeur ne permettait pas d'en préciser la nature. On percevait un bruit de souffle très-prononcé du côté droit. Le col de la matrice était dur, saillant, conique, dévié à droite. Son orifice ad-

---

[1] Ce savant et habile confrère, médecin à Saar-Union, a pratiqué avec succès, à deux reprises, en 1840 et en 1860, l'opération césarienne.

mettait une sonde de 3 millimètres, à une profondeur de 7 centimètres. Le corps de la matrice, qui paraissait être dévié à gauche, ne pouvait être atteint. La tumeur qui remplissait l'excavation pelvienne à droite était en partie dure, en partie mollasse ; elle pouvait être déplacée, mais elle ne donnait pas lieu au ballottement. Rien de caractéristique à noter du côté des seins.

Quelle était la nature de cette tumeur abdominale? Y avait-il réellement grossesse? La grossesse était-elle utérine, tubaire, extra-utérine? La tumeur était-elle en connexion avec l'ovaire ou avec quelque autre organe?

Les symptômes subjectifs ressentis par la malade, le développement de la tumeur, sa forme arrondie, la suppression des règles, le bruit de souffle; la consistance de la tumeur, qui était en partie solide et en partie liquide; les contractions utérines survenues à deux reprises, comme s'il devait survenir un accouchement, et dont le caractère était bien connu de la malade, qui avait eu une fausse couche quelques années auparavant; la marche régulière de la grossesse présumée jusqu'au moment de la mort du fœtus au 7e mois et le développement correspondant de la tumeur supposée utérine à cette époque de la grossesse; la marche de cette grossesse après la mort du fœtus; les symptômes de résorption putride qui paraissaient devoir provenir de la décomposition du fœtus et des eaux de l'amnios; l'état à peu près stationnaire de la tumeur depuis le moment où la malade affirmait ne plus avoir ressenti les mouvements d'un fœtus, toutes ces circonstances tendaient à faire admettre tout d'abord qu'il y avait réellement grossesse.

La grossesse ne paraissait pas devoir être intra-utérine dans une matrice normalement conformée et régulièrement distendue par le produit de la conception, par suite de la forme du col utérin, de sa déviation, de sa situation sur le côté gauche de la base de la tumeur, par suite de la vacuité de la matrice, dans laquelle on pouvait engager une sonde à une profondeur normale.

Cependant on ne pouvait admettre ni une grossesse tubaire, ni une grossesse extra-utérine primitive ou consécutive à une rupture de la matrice, par suite de la forme de la tumeur, de ses connexions, de ses rapports avec le col et le corps de la matrice, du bruit de souffle qu'elle présentait, de la marche de la grossesse etc.

En ne tenant pas compte des antécédents, de la marche du développement de la tumeur, on pouvait la confondre avec une tumeur de l'ovaire, un kyste dermoïde, une tumeur fibreuse de la matrice; mais aucune de ces hypothèses ne s'accordait entièrement avec les faits.

En définitive, le diagnostic restait assez obscur; la grossesse était très-probable, mais elle n'était pas évidente et de toute manière elle était anormale, dans des conditions exceptionnelles, qu'il n'était pas possible, dans l'état actuel, de déterminer d'une manière précise.

En supposant une grossesse extra-utérine, il y avait lieu d'espérer que le fœtus, qui était mort depuis cinq mois, pourrait se momifier, se crétifier et devenir inoffensif lorsque les symptômes de résorption putride auraient disparu. Comme ces symptômes paraissaient provenir surtout du liquide amniotique décomposé, il semblait rationnel d'extraire ce liquide. On diminuait ainsi la tension de la tumeur; on faisait disparaître en grande partie la cause de la fièvre hectique qui minait la santé de la malade; on facilitait ainsi la résorption du reste des parties liquides, et l'on pouvait espérer de voir également disparaître la douleur ressentie dans la jambe droite, qui paraissait être produite par la compression exercée par la tête du fœtus sur les nerfs du plexus sacré et du nerf obturateur.

Une ponction de la tumeur, quoique dangereuse, était nécessaire pour remédier à l'état actuel de la malade. Cette opération devait permettre en même temps, par la nature du liquide qu'elle fournirait, d'établir d'une manière certaine le diagnostic et de rendre l'exploration de la tumeur plus facile à la suite du relâchement des parois abdominales.

La ponction fut pratiquée à Strasbourg le 11 avril 1864. Je me servis d'un trocart de 4 millimètres de diamètre, que j'enfonçai dans la tumeur sur le côté droit de la région sous-ombilicale. Je pus extraire environ 2 litres de liquide grisâtre, sans odeur prononcée, un peu filant, laissant surnager des pellicules d'une matière blanchâtre, grasse au toucher, que je pris de suite pour du smegma. Il n'y avait plus de doute dès lors sur une grossesse. Je cherchai à donner issue aux dernières gouttes de liquide, en évitant soigneusement l'entrée de l'air.

La tumeur ne subit pas de réduction très-considérable. La circonférence du ventre restait à 87 centimètres. On sentait distinctement dans l'intérieur de la tumeur une masse irrégulière, en partie dure, en partie mollasse. De plus il était évident qu'il existait une certaine quantité de sérosité ascitique en dehors d'elle. Une compression permanente fut exercée au niveau de la ponction, qui ne fut suivie d'aucun accident immédiat.

Le liquide extrait présentait les caractères du liquide amniotique, coloré par du sang décomposé et contenant la moitié de son volume de globules purulents. Les pellicules qu'il renfermait se composaient de cellules épidermiques, de graisse et, ce qui était caractéristique, de poils très-nombreux (*lanugo*) provenant du duvet du fœtus. Le trocart par lequel le liquide s'était écoulé avait noirci.

L'opérée prit pendant deux jours et demi, d'heure en heure, 0^{gr},10 de sulfate de quinine. Il survint une amélioration rapide, quoique le pouls persistât à 92.

Dès le surlendemain de l'opération, au moyen de manœuvres externes et de pressions exercées dans l'intérieur du bassin sur la tête du fœtus qui s'y trouvait engagé, je réussis à changer la position du fœtus. Les douleurs occasionnées par la pression de la tête disparurent alors complétement. A l'exploration vaginale, au toucher, on pouvait sentir l'utérus du côté gauche de la partie pelvienne de la tumeur. Je diagnostiquai dès lors une grossesse dans un utérus bicorne, dans la corne du côté droit, dont l'orifice de communication avec le col devait être très-étroit, sinon complétement oblitéré ou imperforé. Les diverses particularités de la grossesse, de la tumeur, s'expliquaient ainsi naturellement.

Au bout de quelques jours, la malade put rentrer chez elle dans un état très-satisfaisant. Cet état se soutint pendant quelques mois, mais peu à peu le ventre grossit de nouveau, sans toutefois occasionner des douleurs; l'amaigrissement devint de plus en plus considérable; le pouls redevint plus fréquent, l'appétit disparut, il survint de l'insomnie et une nouvelle intervention devint nécessaire.

Au mois de juillet 1865 l'amaigrissement était extrême; il n'y avait plus aucune trace de tissu adipeux; le pouls était à 125; la circonférence du ventre mesurait 1^m,02; la distance qui sépare le pubis de l'ombilic était de 28 centimètres. La tumeur était arrondie, très-distendue, d'un diamètre transversal de 29 centimètres, très-fluctuante. Il n'existait de la sonorité que dans le creux épigastrique et sur les parties latérales du ventre. La paroi abdominale était très-mobile sur la tumeur dans toute l'étendue de la région sus-ombilicale; au-dessous de l'ombilic on ne pouvait constater aucune mobilité, soit par suite d'adhérences, soit par suite de la tension extrême de la paroi abdominale. Le col de l'utérus était normal, dévié à gauche. On sent la tumeur dans le bassin, au toucher vaginal. Le bruit de souffle utérin persiste toujours. La paroi abdominale est couverte de vergetures et est œdémateuse dans toute l'étendue de la région sous-ombilicale ; mais cet œdème se dissipe rapidement sous l'influence du décubitus horizontal.

Je proposai à la malade la gastrotomie pour faire l'extraction du fœtus, qui était mort depuis vingt et un mois, et pour opérer l'extirpation, s'il y avait lieu, de la corne utérine où s'était faite la grossesse, dont la durée avait été de deux ans et quatre mois.

L'opération eut lieu le 15 juillet 1865, en présence de MM. Battlehner, Leuret, G. Lauth, Rumbach, Steinbrenner. La malade ayant été chloroformée, je fis une incision de 10 centimètres sur la ligne médiane, à partir de quatre travers de doigts au-dessus du pubis. Après avoir divisé les diverses couches de la paroi abdominale, qui n'avait qu'un centimètre d'épaisseur, je tombai sur le tissu utérin, qui était adhérent et qui avait près de 2 centimètres d'épaisseur. Je me décidai à profiter des adhérences pour ne faire qu'une simple opération césarienne. J'évacuai 8 litres de pus mêlé de graisse libre, puis j'agrandis avec précaution la plaie, de manière à pouvoir extraire le fœtus par fragments. La tête se présenta d'abord : elle fut perforée. Je retirai successivement les pariétaux, l'occipital, puis les bras, que j'amputai chaque fois avec l'épaule ; puis j'enlevai la colonne vertébrale, par fragments, après avoir vidé la cavité thoracique et la cavité abdominale ; enfin le bassin et les deux membres inférieurs, restés réunis, purent être extraits d'une pièce. Le poids des parties du fœtus, sans le cerveau et le foie, qui étaient en putrilage, était de 1250 grammes. Le fœtus était du sexe masculin, bien développé, au 7e mois. La cavité utérine fut nettoyée à l'aide de quelques injections d'eau. J'avais ouvert de très-larges sinus utérins en plusieurs points en faisant l'incision. Comme il n'était pas possible d'appliquer des ligatures, les vaisseaux qui avaient été maintenus momentanément par la pression des doigts, furent saisis en masse par des pinces à cliquet, qu'on laissa à demeure.

La partie postérieure de la paroi utérine était éraillée, amincie, comme s'il y avait eu une déchirure ; elle adhérait à des circonvolutions intestinales, elle était recouverte de dépôts jaunâtres en certains points, plus ou moins épais, qui ont dû provenir d'anciennes hémorrhagies internes. Dans une certaine étendue la cavité était tapissée par des incrustations calcaires, par des plaques calcaires d'une largeur variable, espacées entre elles.

La cavité et la tumeur subirent un retrait rapide. En quelques heures la partie incisée de la matrice atteignit 5 centimètres d'épaisseur. On pouvait facilement distinguer deux couches, dont l'une appartenait au tissu utérin hypertrophié et très-vasculaire, et dont l'autre se rapportait aux enveloppes du fœtus, qui étaient en partie couvertes, en partie infiltrées d'anciens infarctus hémorrhagiques.

Les suites de cette opération furent très-simples. Il ne survint aucun symptôme inquiétant, et l'opérée, heureuse d'être débarrassé du fœtus et du poids de la tumeur, reprit de suite de l'appétit et du sommeil.

Les lèvres de la plaie avaient été de suite enduites de perchlorure de fer à 40°, afin de les cautériser d'une manière superficielle et d'y empêcher l'absorption des liquides décomposés.

Les trois premiers jours il y eut un véritable écoulement lochial. La cavité utérine fournissait 400 à 500 grammes de sérosité.

Les pinces appliquées sur les vaisseaux utérins furent enlevées au bout de deux jours.

Le 5e jour le placenta fut éliminé en grande partie, en même temps que des cheveux provenant de la tête du fœtus, lesquels paraissent avoir été adhérents à la face interne du placenta au milieu d'un ancien caillot sanguin.

Jusqu'au 6ᵉ jour la cavité utérine fournit chaque jour 300 à 400 grammes de pus. Le 6ᵉ jour la suppuration diminua très-notablement et le pouls devint moins fréquent. On faisait chaque jour, à trois reprises, des injections détersives avec de l'eau, et puis avec une solution de sulfite de soude (sulfite de soude 10 grammes ; eau 100 grammes).

La plaie fut maintenue largement ouverte avec un tube de caoutchouc de 15 millimètres de diamètre.

L'utérus se rétracta très-rapidement, et l'épaisseur de sa paroi, qui mesurait 3 centimètres, se réduisit au bout d'une dizaine de jours de plus de moitié. Au bout de deux mois la poche utérine, aplatie d'avant en arrière et adhérente à la paroi abdominale, n'avait plus qu'un diamètre de 8 à 10 centimètres. L'incrustation calcaire avait diminué peu à peu par suite de l'élimination des plaques calcaires qui étaient entraînées par les injections. A l'aide du petit doigt introduit dans la plaie, ces incrustations se laissaient aisément détacher. A partir de cette époque le gros tube en caoutchouc fut remplacé par un tube de petit calibre, afin de conserver une issue permanente aux liquides qui pourraient être sécrétés par la suite et de créer ainsi une sorte d'orifice anormal à la cavité utérine.

Deux injections iodées activèrent le retrait des tissus, et lorsque l'opérée retourna dans sa famille, la suppuration était très-faible et ne mouillait qu'une petite quantité de charpie, la santé était excellente et l'amaigrissement avait déjà beaucoup diminué. Du reste, Mᵐᵉ F... s'était levée dès le dixième jour après l'opération, et à partir du quinzième elle se levait de grand matin tout à fait bien portante et passait toute la journée à se promener.

Les règles ont reparu deux mois et demi après l'opération.

L'embonpoint a fait des progrès rapides. La santé est très-bonne. Il est resté une petite fistule qui fournit seulement quelques gouttes de muco-pus.

On a déjà observé plusieurs fois des cas de grossesse dans des matrices bicornes[1].

L'excellente monographie sur les anomalies de développement de la matrice[2], par M. Kussmaul, professeur à l'Université de Fribourg, contient à peu près tous les cas connus dans la science, que l'on rapportait auparavant, la plupart, à des grossesses tubaires.

Le cas de Chaussier[3] démontre que la grossesse peut subir son évolution normale dans une corne utérine bien conformée d'ailleurs, puisque dans ce cas la femme eut dix grossesses à terme, dont une gémellaire.

Il n'en est plus de même lorsque la corne utérine en gestation est rudimentaire, incomplétement développée, et ne présente pas de canal de communication avec le col commun, ou lorsque ce canal est très-étroit. La corne utérine se rompt ordinairement du 3e au 6e mois, et la femme

---

[1] Cette anomalie de conformation est caractérisée par la division du corps de la matrice en deux parties latérales ou cornes, complétement séparées l'une de l'autre, munies chacune d'une trompe, d'un ovaire et d'un ligament rond, et dont les deux cavités utérines s'ouvrent dans un col commun. L'une des cornes utérines peut être plus ou moins rudimentaire et la cavité utérine correspondante peut n'avoir avec le col qu'une communication très-étroite, et même être dépourvue d'orifice cervical. Quelquefois les deux cavités utérines se continuent chacune dans un canal cervical correspondant séparé de celui du côté opposé par une cloison. Cette cloison plus ou moins parfaite peut s'étendre dans le vagin jusqu'à l'orifice externe du canal génital. Dans ces cas le diagnostic de l'anomalie utérine ne présente pas en général de difficultés. D'ailleurs dans ce mémoire je ne m'occuperai que de la grossesse dans les matrices bicornes avec un orifice cervical unique, variété anatomique qui ne peut être reconnue qu'à l'ouverture de l'abdomen ou dans des conditions spéciales.

[2] Kussmaul, *Von dem Mangel, der Verkümmerung und Verdoppelung der Gebärmutter.* Würzbourg 1859.

[3] *Bull. de la Fac. de méd. de Paris.* 1817.

ne tarde pas à succomber à l'hémorrhagie interne et à la
péritonite. L'œuf reste quelquefois entier; plus souvent il
se rompt, et le fœtus ainsi que le liquide amniotique sont
expulsés dans la cavité péritonéale.

Dans deux cas seulement, celui que je viens de rapporter
en détail et dans le cas suivant de Fritze, le fœtus resta
renfermé longtemps après sa mort dans la cavité utérine,
mais toutefois non sans demeurer inoffensif.

J'ai découvert au Musée anatomique de Strasbourg les
pièces anatomiques relatives à l'observation de Fritze[1],
dans un cas de grossesse dans une matrice bicorne, où le
fœtus, mort au 5e mois, est resté pendant 31 ans dans le
sein de sa mère. La femme dont il est question avait été
condamnée à la détention perpétuelle par les magistrats de
Strasbourg. Comme elle prétendait être enceinte, on la laissa
pendant trois mois à l'hôpital avant de l'envoyer en prison.
Elle fut visitée au bout de ce temps par un médecin, qui
déclara qu'elle n'était pas enceinte. Elle mourut en prison
au bout de 31 ans, de fièvre hectique, après avoir traîné
une vie misérable. A l'autopsie, pratiquée par le professeur
Pfeffinger, on trouva une tumeur de 9 centimètres de diamètre sur le trajet de la trompe de Fallope (la corne utérine) du côté gauche. Cette tumeur renfermait un fœtus de
quatre à cinq mois dans un état de momification très-avancé,
au milieu d'un liquide infect. J'ai examiné avec soin la pièce
pathologique. La matrice est formée par deux cornes utérines très-distinctes, mais celle du côté gauche est rudimentaire, très-allongée, imperforée dans une étendue de 8 centimètres; elles sont munies chacune d'un ovaire, d'une
trompe et d'un ligament rond, normalement bien développés
de part et d'autre. La corne utérine gauche, incrustée de

---

[1] Fritze, *Diss. sistens obs. de conceptione tubaria.* Strasbourg
1779.

sels calcaires à sa face interne, renferme, à son extrémité tubaire, un fœtus de cinq mois et quart, à en juger d'après la longueur d'un avant-bras, et dont les différentes parties sont très-reconnaissables et bien conservées ; elle ne communique pas avec le col commun par un canal appréciable, malgré l'examen le plus minutieux. Les deux trompes ont une longueur égale des deux côtés.

On est forcément obligé d'admettre dans ce cas que la fécondation de l'ovule a eu lieu par suite du passage du sperme dans la cavité abdominale par l'intermédiaire de la trompe droite, et par suite de son reflux dans la trompe gauche jusque dans la corne utérine, puisque l'extrémité cervicale de cette dernière est imperforée congénitalement. Il est probable qu'il y a eu, au 5e mois de la gestation, une rupture utérine incomplète qui a été suivie de la mort du fœtus, ainsi que cela paraît également avoir eu lieu au 7e mois dans l'observation que j'ai rapportée.

Dans les cas suivants, la corne utérine s'est rompue chaque fois, et la femme a succombé aux suites de cette rupture.

Canestrini[1] rapporte l'histoire d'une femme âgée de 24 ans qui, après avoir eu deux grossesses à terme, devint enceinte pour la troisième fois. Au 4e mois de la grossesse elle fut prise subitement de douleurs violentes, de syncopes, de symptômes de péritonite, et succomba le lendemain. Comme on crut à un empoisonnement, l'autopsie eut lieu juridiquement. On trouva 3 1/2 kilogrammes de sang et de sérosité dans le péritoine. La matrice était bicorne. La corne du côté droit s'était rompue à son extrémité supérieure. Elle ne communiquait avec le canal génital que par un conduit extrêmement étroit.

---

[1] Canestrini, *Hist. de utero duplici alterutro quarto graviditatis mense rupto.* Augsbourg 1788.

Dans un cas analogue, observé par Vassal et décrit par Mauriceau [1], la rupture de la corne utérine, très-rudimentaire, survint au 3e mois, et occasionna, trois jours après, la mort de la femme, qui avait eu déjà onze grossesses à terme et qui était âgée de 32 ans.

Czihak [2] a décrit un cas de grossesse dans la corne utérine droite d'une matrice bicorne chez une femme âgée de 22 ans, morte à la suite de la rupture de la matrice au 6e mois. La cavité abdominale contenait un grand caillot et un fœtus de six mois, qui était encore en rapport avec la matrice par le cordon ombilical. La corne utérine n'offrait aucune communication avec le col.

Guntz [3] relate un cas analogue, où la mort survint également par hémorrhagie et par péritonite à la suite de la rupture de la corne utérine gauche, au 5e mois de la grossesse.

Dans le cas de Drejer [4], la femme, âgée de 33 ans, avait eu cinq grossesses à terme. Elle mourut quelques heures après la rupture de la corne utérine en gestation, au 5e mois de la grossesse.

Ingleby [5] rapporte une observation analogue chez une femme qui avait eu cinq grossesses à terme. La rupture de la corne utérine gauche eut lieu au 4e mois. Elle n'avait pas de communication avec le canal génital. La mort survint au bout de dix-huit heures.

Dans un cas décrit par Heyfelder [6] comme une grossesse tubaire, et reconnu par Kussmaul comme une grossesse

---

[1] Mauriceau, *Traité des maladies des femmes grosses et accouchées.* Paris 1682.

[2] Czihak, *Diss. de graviditate extrauterina.* Heidelberg 1824.

[3] Guntz, *Diss. de conceptione tubaria.* Leipzig 1831.

[4] *Journ. für Geburtshülfe*, de Siebold. 1835, t. XV, p. 142.

[5] *Edinb. méd. and surg. Journ.*, vol. XLII, 1834.

[6] *Schmidt's Jahrb.*, 1836, XI, p. 230.

dans une matrice bicorne, la corne utérine en gestation, du côté gauche, s'est rompue au 3e mois. L'œuf resta entier. Un canal rudimentaire, non perméable dans toute son étendue, reliait la corne utérine avec le col commun. Il y avait eu auparavant quatre grossesses à terme. La mort arriva sept heures et demie après la rupture utérine.

Rokitanski [1] cite un cas semblable. La rupture survint au 3e mois. La femme était âgée de 24 ans ; elle mourut rapidement d'hémorrhagie interne.

La femme observée par v. Scanzoni [2] eut d'abord une fausse couche de jumeaux, puis trois grossesses à terme. Elle mourut subitement avec des symptômes d'hémorrhagie interne au 5e mois d'une nouvelle grossesse. La matrice était bicorne. La corne utérine gauche en gestation s'était rompue : elle était en rapport avec le col commun par un canal perméable à la sonde.

Behse [3] relate un cas de grossesse au 4e mois avec rupture de la corne utérine droite chez une femme âgée de 28 ans, ayant déjà eu deux grossesses à terme, et qui mourut d'hémorrhagie interne. L'œuf ne s'était pas rompu.

Luschka a décrit un cas de rupture utérine, suivie de mort au 3e mois de la grossesse dans la corne utérine droite, qui était tout à fait rudimentaire et sans communication avec le col [4].

Ramsbotham [5] décrit un cas de grossesse avec rupture de la matrice du côté gauche, que Kussmaul rapporte avec raison à une grossesse dans une matrice bicorne, car la

---

[1] Rokitanski, *Handb. der pathol. Anat.*, 1842, t. III, p. 519.

[2] *Beiträge zur Geburtsk. und Gynæcol.*, t. I, liv. 1.

[3] Behse, *Diss. de graviditate in specie et de graviditate extrauterina in genere.* Dorpat 1852.

[4] *Monatschrift f. Geburtsk.*, juillet 1863.

[5] Ramsbotham, *Pract. observ. in midwifery*, part. I, 1832, case LXXXV.

matrice paraissait double : chaque partie était munie d'un ovaire et le côté déchiré n'avait pas de communication avec l'extérieur.

Quoique les détails fassent défaut, je suis porté à rapporter à un cas de grossesse dans une matrice bicorne le cas suivant mentionné par Morgagni, d'après Cyprianus[1], où une opération assez analogue à celle que j'ai faite paraît avoir été entreprise et conduite à bonne fin dans des circonstances presque semblables. La grossesse siégeait dans la trompe droite (?). Le fœtus était mort depuis vingt et un mois. Cyprianus fit du côté droit de l'abdomen une incision sur le trajet d'une ouverture fistuleuse, par laquelle on put extraire le fœtus. La malade guérit parfaitement et eut ensuite plusieurs enfants.

Au point de vue des procédés opératoires, du résultat et de l'analogie des circonstances, on peut rapprocher de cette opération celles qui ont été faites également avec succès dans des cas de grossesse extra-utérine, par l'agrandissement d'une ouverture fistuleuse de la paroi abdominale; celles qui ont été pratiquées par Zais, Matthieu et Tuefferd, par l'incision directe de la paroi abdominale; par Zwanck et par Schreyer, qui, par la gastrotomie, réussirent à sauver à la fois la mère et l'enfant[2].

---

[1] Cyprianus, *Epistola exhibens fœtus humani post menses 21 ex uteri tuba matre salva ac superstite excisi iconem.* Leyde 1720.

[2] En raison de l'analogie des circonstances qui peuvent se présenter dans la grossesse dans une corne utérine rudimentaire et dans les grossesses extra-utérines, j'ai cru devoir donner ici le résultat des suites de 80 cas de grossesse extra-utérine :

11 fois la mort est survenue d'une manière accidentelle ;

30 malades ont succombé par suite des accidents de la grossesse, soit dans le cours de la grossesse, ou plus ou moins longtemps après ;

13 malades ont guéri spontanément après un laps de temps plus

J'ai aussi pratiqué la gastrotomie dans un cas de grossesse extra-utérine, où il existait une péritonite très-grave, désespérée : l'enfant fut extrait vivant, mais la mère succomba [1].

Il m'a semblé intéressant de rapporter ici la remarquable opération qui a été pratiquée par M. Tuefferd, en 1847, dans un cas de rupture de la matrice au 6e mois de la grossesse, chez une femme âgée de 44 ans, qui avait déjà eu cinq grossesses, dont les quatre premières étaient arrivées au 7e mois et dont la cinquième était parvenue à terme. Le fœtus, mort au 6e mois, était resté pendant huit mois dans la cavité abdominale, en partie renfermé dans la matrice. Il n'était survenu aucun symptôme extraordinaire jusqu'au 6e mois. A cette époque, la mère crut sentir, en faisant un effort, le produit de la conception s'élancer subitement vers l'hypocondre gauche. En même temps elle fut saisie de con-

---

ou moins long, à la suite de l'élimination du fœtus par une perforation de l'intestin, du vagin, de la vessie ou de la paroi abdominale ;

10 fois on a aidé à l'éliminatation du fœtus en agrandissant ou en dilatant une ouverture qui s'était formée spontanément dans la paroi abdominale : 8 malades ont guéri ; 1 malade a succombé aux progrès de l'affaiblissement ;

8 fois on a fait d'emblée la gastrotomie : 5 malades ont guéri et 3 ont succombé ;

1 fois on a pratiqué avec succès l'ouverture du kyste fœtal par la cautérisation répétée ;

3 fois on a fait une incision vaginale : 2 malades ont guéri ; 1 a succombé ;

2 fois on a fait avec succès l'incision d'un sac herniaire, dans lequel le fœtus s'était développé ;

Dans un cas on a fait une injection de morphine et dans un cas on a fait passer un courant électrique dans le kyste fœtal ; dans des cas de grossesse peu avancée, chaque fois avec succès immédiat, mais dont les suites sont inconnues.

[1] *Gaz. méd.* Strasbourg 1863.

tractions abdominales violentes et elle eut une perte considérable. Dès lors le volume du ventre sembla plutôt diminuer
qu'augmenter. Des hémorrhagies abondantes et d'une durée
de dix, douze, quinze jours se manifestèrent périodique-
ment ; dans l'intervalle, des contractions douloureuses se
reproduisirent à des distances très-rapprochées. La diges-
tion se troubla ; il y eut de très-fréquents vomissements et
la malade ne tarda pas à dépérir. Le col utérin n'était pas
entr'ouvert ; la portion de matrice, accessible au toucher,
paraissait avoir son volume normal. Comme les accidents
continuaient avec la même intensité la gastrotomie fut dé-
cidée. La matrice ayant été incisée, le fœtus put être extrait
sans trop d'efforts, entraînant après lui plusieurs anses intestinales. La poche amniotique, qui avait contracté des adhérences plus ou moins intimes avec le tube digestif, fut
isolée assez péniblement, soit avec les doigts, soit avec le
bistouri ou les ciseaux. Le placenta se détacha sans hémorrhagie. L'incision de la paroi abdominale fut réunie par une
suture ; on eut soin de ne pas placer d'épingles à la partie
la plus inférieure de la plaie, afin de ménager un orifice
pour le pus. Il survint par la vulve, au bout de deux ou
trois heures, un écoulement très-copieux de liquide séro-
sanguin, qui dura jusqu'au lendemain. Un autre écoulement
bientôt purulent se fit jour par l'angle inférieur de l'incision.
Il se prolongea pendant trois semaines, au bout desquelles
la malade put se lever seule, sans avoir présenté depuis
l'opération le moindre symptôme alarmant. Cette femme vit
encore aujourd'hui et jouit d'une bonne santé[1].

Dans une observation de M. Dubaquié la gastrotomie a été
pratiquée avec succès par ce courageux praticien, le lendemain d'une rupture de la matrice, au moment d'un ac-

---

[1] Brachet, *De la gastro-hystérotomie pratiquée sur le vivant.*
Strasbourg 1864, p. 34.

couchement à terme, après la mort du fœtus, alors qu'une péritonite était déjà en voie de développement. Au moment où le péritoine fut ouvert, il s'écoula un flot considérable de liquide amniotique, mêlé de sang et de méconium. Malgré la procidence d'une anse intestinale dans le vagin à travers la déchirure utérine et divers accidents consécutifs, l'opérée guérit [1].

De l'analyse des cas précédents il résulte que dans les matrices bicornes, avec un orifice cervical commun, la grossesse peut arriver à terme, même lorsqu'elle est gémellaire, quand la corne utérine en gestation est bien conformée.

Au contraire, lorsque la gestation a lieu dans une corne utérine, incomplétement développée, et dont le canal cervical est très-étroit ou fait défaut, la grossesse ne peut pas arriver à terme. La corne utérine se rompt à une époque variable dans le cours de la grossesse. Dans les cas observés jusqu'ici, elle s'est rompue 1 fois au 7e mois, 3 fois au 6e mois, 2 fois au 5e mois, 5 fois au 4e mois, 3 fois au 3e mois. La mort est survenue chaque fois au bout de quelques heures, très-rapidement à la suite de l'hémorrhagie interne, soit le lendemain, soit le surlendemain de péritonite consécutive. Dans deux cas le fœtus, qui avait succombé dans la cavité utérine, a continué d'y séjourner longtemps, en occasionnant par sa présence un trouble continu et grave de la santé.

Lorsque la corne utérine en gestation n'offre pas de communication au dehors avec le col, la fécondation de l'œuf ne peut guère s'expliquer que par le cheminement du sperme par la trompe du côté opposé, et peut-être dans certains cas par une obstruction consécutive de l'orifice cervical. Dans le cas de Luschka, l'ovule paraît même être provenu

---

[1] *Journ. de méd. de Bordeaux*, 1860.

de l'ovaire du côté opposé. La corne utérine du côté opposé à celle qui est en gestation est ordinairement hypertrophiée.

La corne droite aussi bien que la corne gauche peuvent être rudimentaires ; mais la corne droite est plus souvent régulièrement développée que la corne gauche.

Il existe de nombreuses, on peut même dire d'innombrables observations de cas de grossesse dans des matrices bicornes et biloculaires avec deux orifices cervicaux, dépourvues ou munies d'une cloison vaginale, plus ou moins complète, plus ou moins étendue jusqu'à l'orifice externe du canal génital. Ces anomalies de conformation peuvent être reconnues pendant la grossesse ; elles disposent à l'avortement dans certains cas ; mais le plus souvent la grossesse peut arriver à terme et parcourir toutes ses phases.

Lorsque la grossesse a lieu dans une corne utérine imparfaitement développée d'une matrice bicorne avec un seul orifice cervical, le diagnostic de cette anomalie est très-difficile. On ne peut être mis sur la voie que dans des circonstances spéciales, comme dans le cas que j'ai observé.

Le succès des opérations qui ont été rapportées doit encourager à opérer dans les cas analogues.

La gastrotomie doit être tentée lorsqu'il est survenu une rupture de la matrice et que tout ou partie du contenu est passé dans l'abdomen, afin d'extraire le fœtus, de nettoyer la cavité abdominale du sang et du liquide amniotique qui s'y sont épanchés, d'aviser à tarir l'hémorrhagie etc. L'incision abdominale n'ajoute guère au danger que court la patiente, et cette opération hardie est pour elle une chance de salut.

Musée anat. de Strasbourg.

Pièce anatomique se rapportant à l'observation de Pfeffinger et Fritze. V. Fritze. Dissert. sistens obs. de concept. tubaria. Strasbourg 1779.

A. Corne utérine droite.
B. Corne utérine gauche imperforée.
C. Ovaire droit.
D. Ovaire gauche.
+ Foetus de 5 m ¼.
E Trompe droite.
F Trompe gauche.
G Ligament rond droit.
H Ligament rond gauche.
1 Cavité utérine droite.
K. Vagin ouvert en avant.

Grossesse dans une matrice bicorne dans la corne utérine gauche rudimentaire, imperforée et sans aucune trace de communication avec le col, en gestation pendant 31 ans.
Gr. ½ nat.